DES DONNÉES RADIOGRAPHIQUES

DANS LES

OSTÉOTROPHIES NERVEUSES

DES

DONNÉES RADIOGRAPHIQUES

DANS LES

OSTÉOTROPHIES NERVEUSES

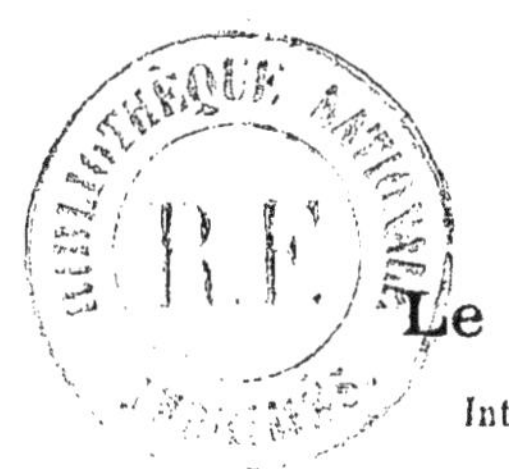

PAR

Le Dr Louis GUÉNEAU

Interne à l'Hôpital cantonal de Genève.

LYON

A. REY, IMPRIMEUR-ÉDITEUR DE L'UNIVERSITÉ

4, RUE GENTIL, 4

1900

AVANT-PROPOS

En tête de ce modeste travail, nous sommes heureux de placer nos vifs remerciements à tous ceux qui ont bien voulu nous donner des marques d'intérêt et des preuves de leur bienveillance.

Monsieur le Professeur Soulier nous permettra de lui exprimer notre respectueuse gratitude pour l'honneur qu'il nous fait en daignant accepter la présidence de notre thèse. Lorsque nous nous sommes adressé à lui, il nous a reçu avec une bienveillance que nous ne saurions oublier.

L'idée première de ce travail revient à notre parent, M. le Dr Destot. Après nous avoir proposé ce sujet d'étude, il nous a secondé dans son élaboration, ne nous ménageant ni ses conseils ni sa peine, nous tenons à l'assurer de notre affectueuse reconnaissance.

M. le Professeur Bard nous a accueilli avec bienveillance dans son service de l'Hôtel-Dieu où nous avons pu profiter de ses savantes leçons.

Aujourd'hui nous ne savons comment lui exprimer

notre gratitude pour nous avoir reçu dans sa clinique de Genève et nous avoir procuré l'honneur et le grand plaisir d'être son interne.

MM. Maurice et Auguste Pollosson, chirurgiens des hôpitaux, nous ont accueilli de la façon la plus aimable dans leur service. Nous leur exprimons ici notre reconnaissance pour l'intérêt qu'ils nous ont toujours témoigné.

Merci à notre ancien chef de conférences, M. le Dr Tixier, pour tout l'intérêt qu'il nous a porté et pour les bons enseignements qu'il prodigue d'une façon si aimable et qui lui gagnent l'estime et l'affection de tous ceux qui l'approchent.

Au moment de quitter la cité lyonnaise, qu'il nous soit permis d'exprimer tout le regret que nous avons d'abandonner des amis qui sont depuis longtemps des intimes.

C'est avec un serrement de cœur bien naturel que nous voyons se terminer aujourd'hui notre vie en commun, qui nous a valu de nombreuses heures d'une gaîté charmante.

DES DONNÉES RADIOGRAPHIQUES

DANS LES

OSTÉOTROPHIES NERVEUSES

INTRODUCTION

L'introduction de la radiographie dans le domaine médical a montré que ce moyen nouveau d'exploration pouvait être d'un utile secours dans un grand nombre de cas.

Nous n'envisagerons, ici, qu'un point peu exploré : nous voulons parler de l'étude radiographique des troubles trophiques osseux dans les lésions du système nerveux.

Du dépouillement d'un grand nombre de cas, nous avons pu faire émerger une idée nouvelle qui domine toute notre thèse, mais, avant de déposer les conclusions, toutes théoriques, qui ressortiront de notre étude, il importe d'exposer, avec tous les détails nécessaires, les observations sur lesquelles nous nous sommes appuyé ; nous chercherons ensuite dans les études expérimentales, faites sur cette question, une confirmation ou une infirmation de nos idées.

Précisons les faits. Il résulte de la lecture des radiographies que les troubles trophiques osseux peuvent se rapporter à deux types bien différents : processus dégénératif d'une part, processus hypertrophique de l'autre ; tels sont les deux termes dans lesquels se confine la question de trophicité osseuse.

La ligne directrice de notre thèse se trouve donc nettement indiquée par ces deux points.

Ces deux éléments sont diversement associés : tantôt l'atrophie seule existe ; dans ce cas elle n'est pas pathognomonique d'une lésion nerveuse, tantôt, au contraire, elle est associée à l'hypertrophie et, dans cette seconde forme, il nous faudra distinguer les images dues à une lésion du système nerveux, des images dues aux lésions causées par différentes inflammations ou tumeurs.

Nos cas ont été classés dans l'ordre suivant :

1° Lésions osseuses succédant à la compression du nerf (cas de maux perforants plantaires).

2° Cas d'ostéotrophie consécutive à une lésion articulaire ;

3° Cas d'ostéotrophie d'origine médullaire (syringomyélie et tabes).

En dehors de ces observations, nous aurons à rechercher, dans une revue générale, les lésions diverses observées, soit dans la paralysie spinale infantile, soit dans le rhumatisme déformant, soit dans la goutte, la syphilis, la tuberculose, les tumeurs osseuses, les lésions vasculaires : endartérites, phlébites.

Notre travail sera donc divisé en trois parties :

Dans la première, nous présenterons les observations que nous avons recueillies et nous donnerons leur interprétation radiographique.

Dans la seconde, nous exposerons les faits cliniques anciens se rattachant à notre sujet.

Dans la troisième, nous jetterons un coup d'œil rapide sur les études expérimentales visant le but que nous poursuivons.

Enfin, dans un dernier chapitre, nous donnerons les conclusions que nous avons cru pouvoir tirer de l'étude des ostéotrophies nerveuses par la radiographie.

CHAPITRE PREMIER

A. Compression du nerf.

OBSERVATION I (Planche I)

Nous devons cette observation à l'obligeance de M. le Dr Jaboulay. L'épreuve radiographique que nous présentons a été publiée dans la thèse de Barjon (Lyon, 1897).

Ce premier cas, qui appela notre attention, est un cas, pour ainsi dire, physiologique en raison de sa netteté.

Il s'agissait d'une fracture du bassin comprimant de son cal les origines du nerf sciatique et ayant donné naissance à un mal perforant talonnier.

Le point caractéristique de cette observation est le suivant : on pouvait remarquer que le calcanéum avait perdu sa forme et ses dimensions, que le squelette primitif de cet os s'était pour ainsi dire émietté et se trouvait réduit à un tout petit noyau, tandis que le tendon d'Achille s'était ossifié en cuiller sur une hauteur de près de 7 centimètres et arrivait ainsi à se substituer au squelette primitif.

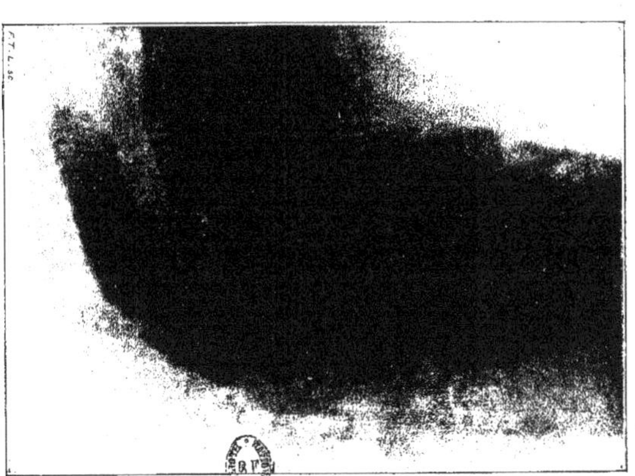

Planche I. — Troubles trophiques dus à la compression du nerf sciatique.
Ossification du tendon d'Achille.

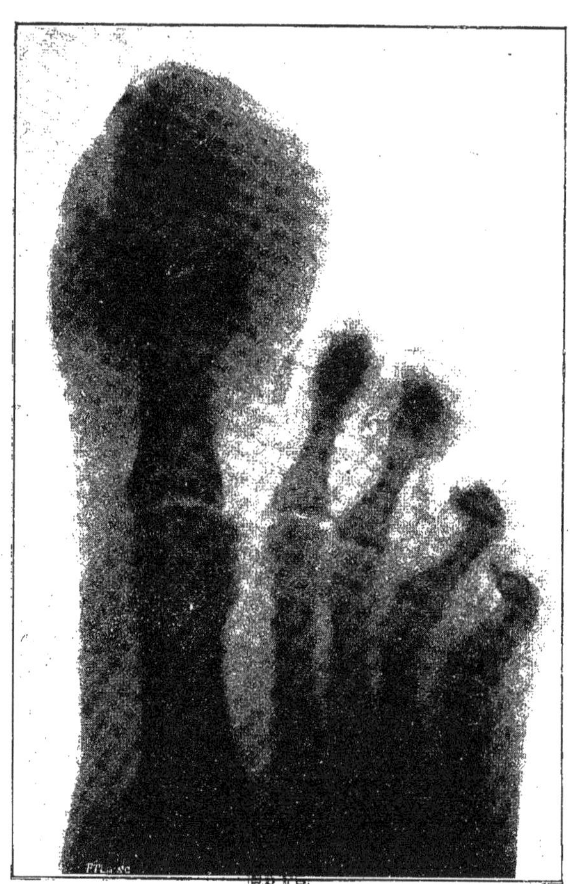

Planche II. — Mal perforant au gros orteil gauche.

OBSERVATION II (Planche II)

Il s'agissait d'un malade de M. Jaboulay. C'est un cultivateur de trente-quatre ans sans aucun antécédent pathologique, il ne présentait aucun trouble général, ni diabète, ni alcoolisme. Comme cause de son affection on ne pouvait relever que le fait d'une compression par des sabots trop étroits et trop courts, surtout, que le malade accusait de lui avoir irrité le pied.

A l'examen on trouve un gros orteil volumineux, rouge violacé qui, à première vue, semblerait une tumeur ; l'ongle est déformé, épais, écailleux, se détachant par squames sèches. A la base du gros orteil, on voit un petit ulcère en cratère qui ne permet pas à un stylet de rencontrer des surfaces osseuses dénudées et d'où s'écoule un liquide légèrement purulent. L'insensibilité à la piqûre qu'on trouve dans ce cratère ne s'étend pas très loin ; le malade accuse des sensations de chaleur et de brûlure internes de ce pied. L'autre pied est sain, il existe quelques dilatations variqueuses dans le mollet.

La radiographie permet de voir les caractères spéciaux suivants : le squelette primitif a presque totalement disparu et l'on voit des masses sombres exubérantes dépassant de beaucoup le volume du squelette primitif et que l'amputation pratiquée permit de retrouver, perdues, au milieu des tissus parostaux. La tête de la phalange est également prise et c'est là un signe important qui élimine l'idée d'un sarcome qui respecte d'habitude les surfaces articulaires et ne se propage pas dè proche en proche. Le malade est très affirmatif sur ce point que l'orteil a grossi longtemps avant l'apparition de l'ulcération.

OBSERVATION III (Planche III)

Due à l'obligeance de M. Auguste Pollosson.

Il s'agissait d'une femme de vingt-cinq ans, qui, à la suite de douleurs et de fourmillements légers dans le pied droit, présenta une hypertrophie du gros orteil *sans ulcère*.

La peau était rouge et tendue.

On ne trouve dans les antécédents ni alcoolisme, ni diabète ; on ne peut relever comme cause étiologique que la compression par une chaussure trop étroite.

Cette femme fut examinée par MM. Pollosson et Villard et ces deux chirurgiens pensèrent qu'il s'agissait d'un ostéo-sarcome de l'orteil. Toutefois, la radiographie permit de faire le diagnostic de maladie singulière des os du pied. En effet, la première phalange, sur l'image, a disparu, elle est remplacée par une coque osseuse, irrégulière, d'un volume beaucoup plus considérable que le squelette primitif et, fait capital, qui permet d'exclure le diagnostic d'ostéo-sarcome, le processus n'est pas limité à cette phalange seule mais empiète également sur la première. D'ailleurs, l'évolution de l'affection, qui remonte à dix-huit mois, sa torpidité, sa lenteur, le peu de douleur dont se plaint

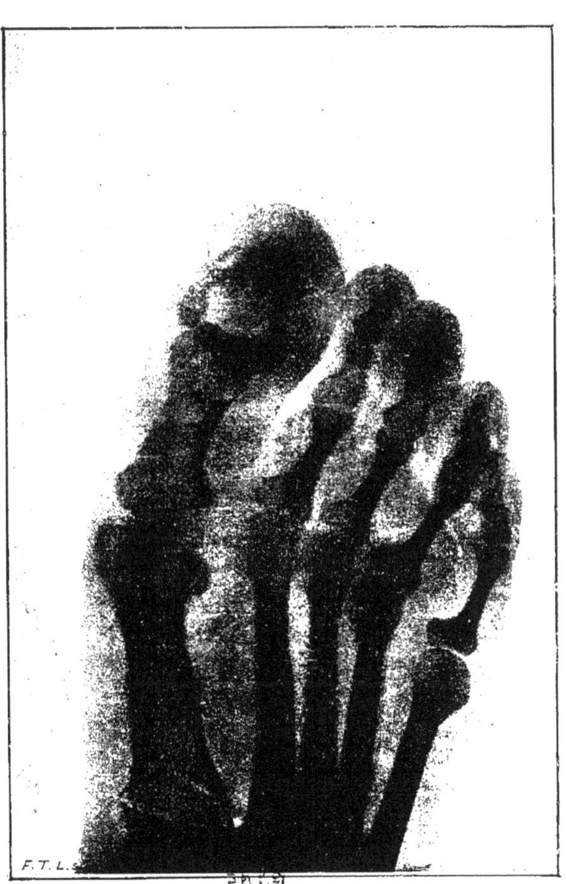

Planche III. — Mal perforant du gros orteil gauche.

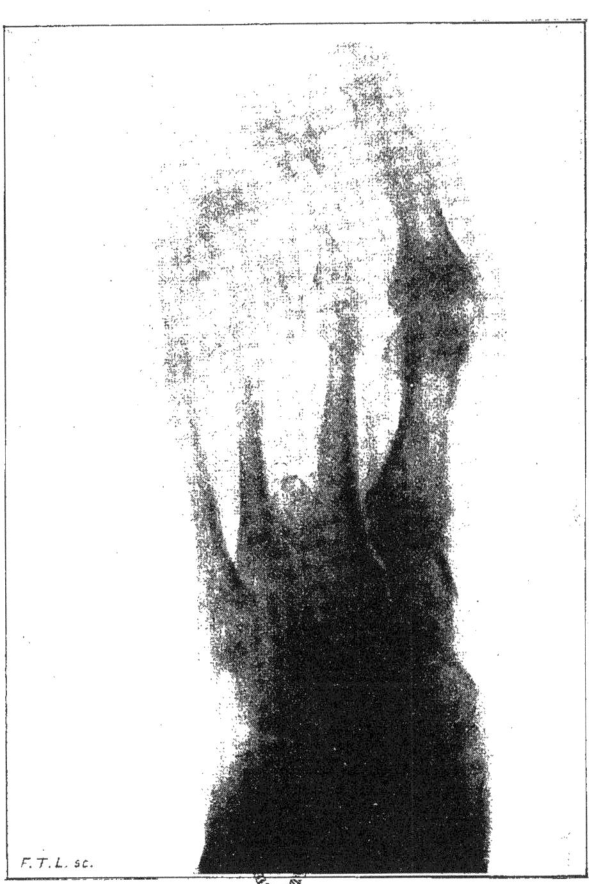

PLANCHE IV. — Mal perforant.

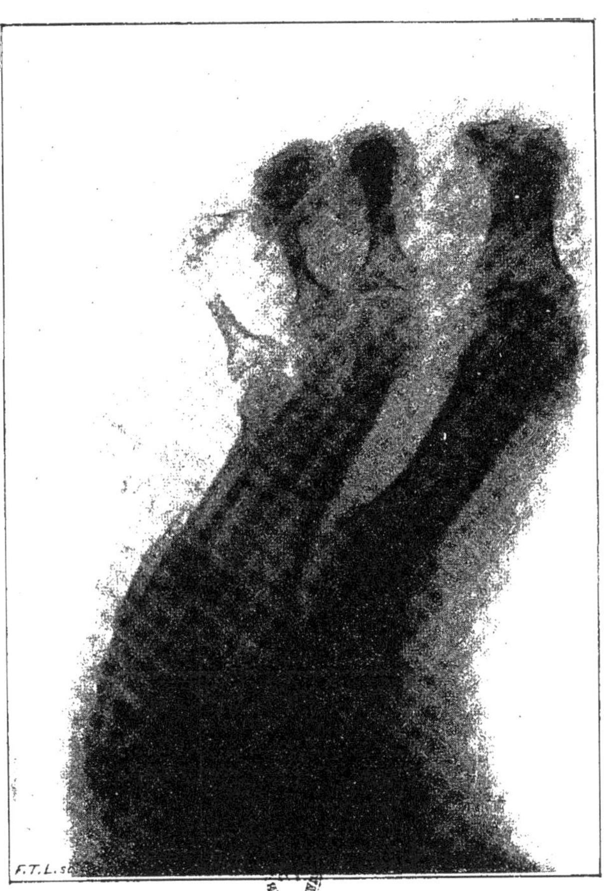

Planche V. — Mal perforant.

la malade permettent d'affirmer la lésion trophique de l'os.

A quoi tient cette hypertrophie ? Nous aurons à discuter sa pathogénie.

Ce que nous voulons seulement faire remarquer ici, c'est qu'on ne peut l'attribuer à l'irritation microbienne amenée par l'ulcération de la peau.

Dans deux observations, il n'y avait pas d'ulcération proprement dite, la peau était intacte, et l'on ne peut objecter ici qu'il s'agit d'une inflammation septique. Nous verrons, d'ailleurs, que dans les arthropathies tabétiques, les productions osseuses nouvelles ne sont jamais, pour ainsi dire, associées à des lésions cutanées.

L'objection que l'on pourrait faire tombe donc devant les faits.

Les planches IV et V représentent des cas de maux perforants plantaires.

Dans tous ces cas, on constate la disparition du squelette primitif, coïncidant avec une hypertrophie des tissus parostaux de voisinage, et, par conséquent, par la réunion des deux processus, atrophie du squelette primitif et hypertrophie avec néoformation dans des tissus qui, d'habitude, ne présentent aucune tendance à l'ossification.

Il est bon de remarquer que, dans les cas d'intussuception complète (planches IV et V), le processus atrophique a continué son œuvre destructive sur le tissu parostal, hypertrophié et n'a laissé que des traces de ce dernier.

B. **Lésions consécutives aux arthrites.**
(Planche VI)

Nous avons, sur ce point, des observations multiples qu'il nous suffira d'énoncer sans exposer ici tous les détails relatifs à chacune d'elles.

Les lésions du squelette, dans ces cas, sont tellement nettes qu'il suffit de rappeler les grandes lignes que tout le monde a pu contrôler.

En radiographiant le membre sain et le membre malade dans le traumatisme du genou, on peut constater que le squelette du côté lésé a diminué de densité ; au développement photographique, l'image apparaît beaucoup plus vite du côté malade, l'os tranche peu sur les tissus ambiants, par opposition à l'autre côté dont les lignes sont plus nettes et plus arrêtées, si bien qu'à première vue on peut distinguer le côté lésé dans la cuve même du bain de développement.

Quant à l'image obtenue, elle est remarquable par la finesse plus grande des trabécules qui apparaissent d'autant mieux que la densité de l'os est moindre.

Ce sont là des lésions banales que l'on rencontre chaque jour et qu'il suffisait simplement de rappeler.

C. **Ostéotrophies consécutives aux lésions de la moelle.**

1° TABES

OBSERVATION I (Planche VII)

Due à l'obligeance de M. le professeur Bondet. L'épreuve a été publiée dans la thèse de Barjon.

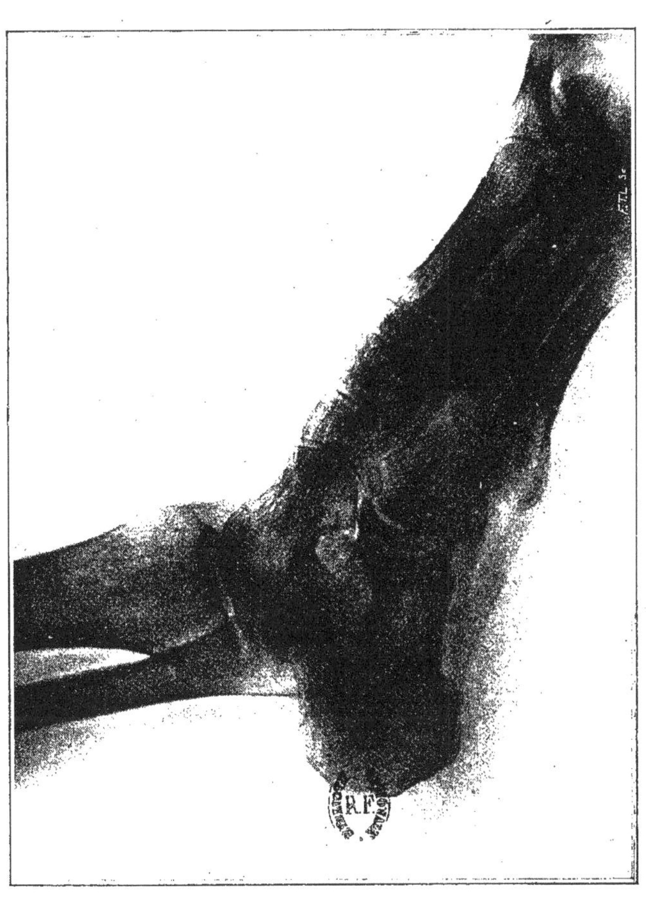

Planche VI. — Atrophie osseuse typique, caractéristique des lésions articulaires.

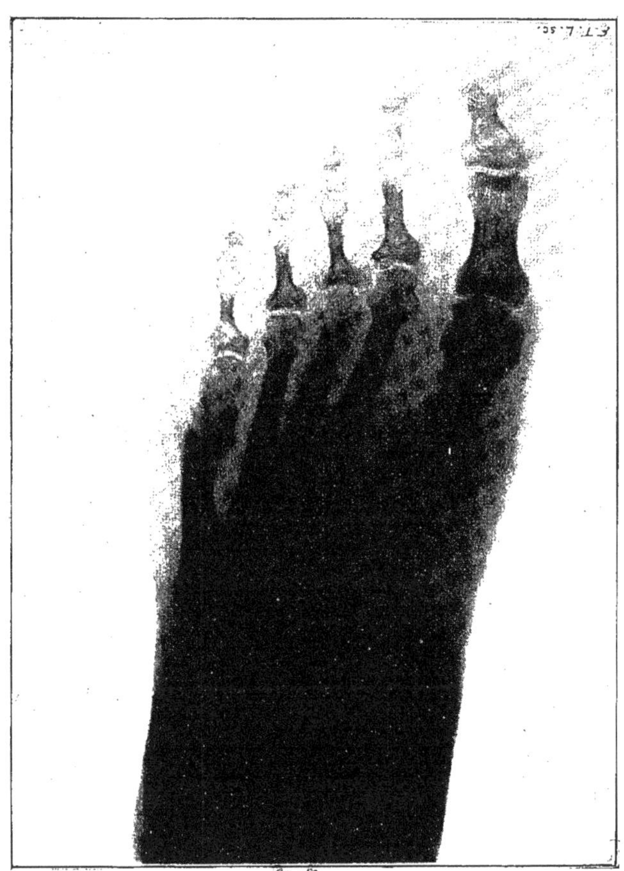

Planche VII — Ataxie locomotrice.

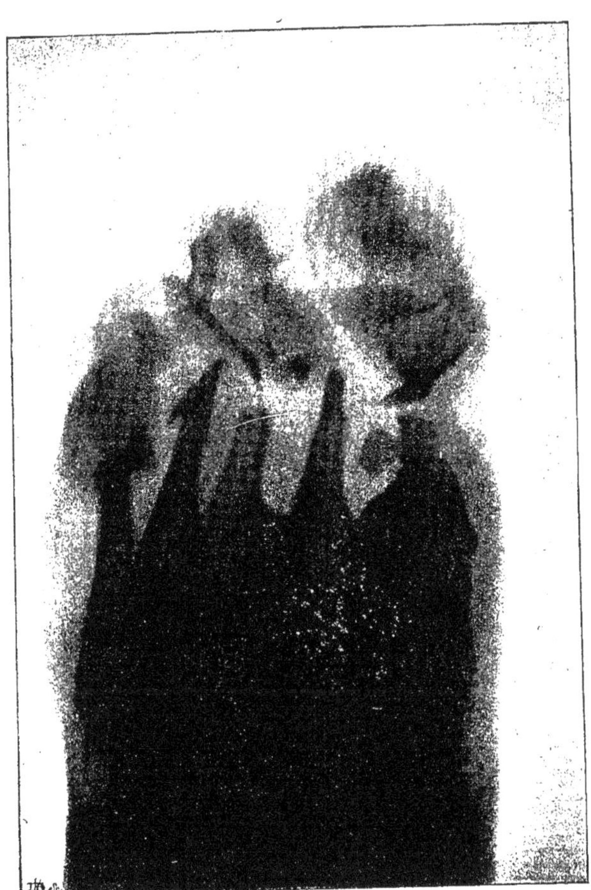

Planche VIII. — Ataxie locomotrice.

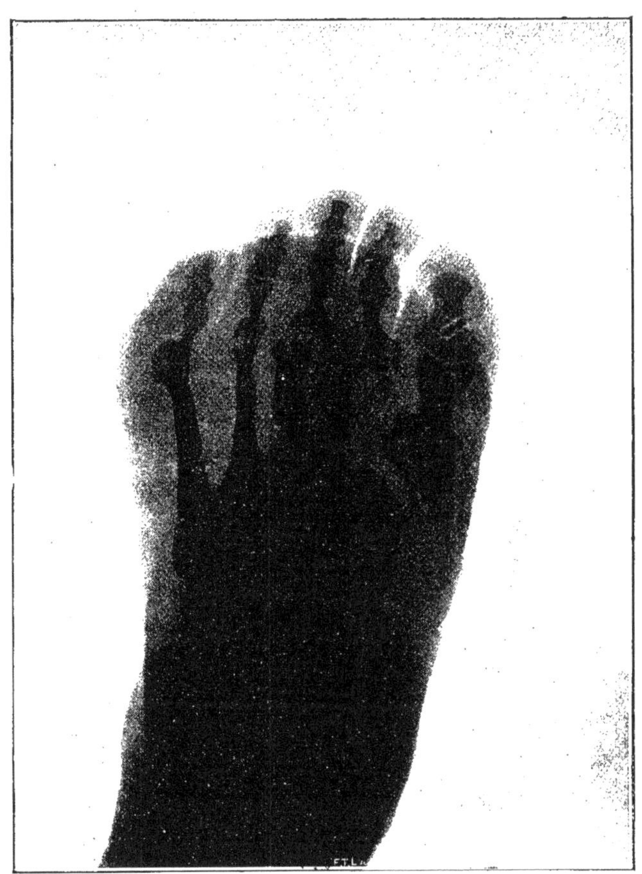

Planche IX. — Syringomyélie.

Il s'agissait d'un malade très connu de la salle Saint-Augustin, qui présentait un cas type de tabes, et qui a fait longtemps l'objet des cliniques du professeur Bondet, en raison des arthropathies dont il était porteur et du mode singulier de guérison de sa névrite optique par la pendaison.

OBSERVATION II (Planche VIII)

Il s'agissait d'un ataxique qui fut en traitement dans le service du professeur Lépine (n° 3, salle Sainte-Elisabeth, 1899).

Chez cet ataxique, la lésion était peu avancée, l'arthropathie existait au pied seulement ; l'image montre qu'en dehors de la résorption du squelette primitif, il existe une ossification parostale très nette et très visible qui permet d'affirmer le diagnostic de tabes à début périphérique.

2° SYRINGOMYÉLIE

OBSERVATION III (Planche IX)

Due à l'obligeance de M. le professeur Ollier.

Il s'agissait d'une femme dont les deux pieds présentaient des lésions très marquées. Comme dans le tabes le squelette des orteils et des métacarpiens s'était élimé et étiré en fuseau.

Il existait de la dissociation de la sensibilité, les

réflexes étaient conservés et le diagnostic de syringomyélie ne faisait aucun doute.

3° PARALYSIE SPINALE INFANTILE

Les observations déjà anciennes et les autopsies ont démontré que, si le système osseux du membre lésé était généralement diminué et atrophié, du moins, il n'existait pas de dystrophie.

Le membre, *in toto*, est diminué de volume et de longueur, mais il n'y a aucune espèce de prédominance des lésions sur tel ou tel système. Les données radiographiques ne changent rien à cet énoncé et nous n'insisterons pas davantage sur ce point.

D. **Lésions osseuses dans le rhumatisme déformant.** (Planche X)

Les lésions observées dans le rhumatisme déformant, soit par l'autopsie, soit par la radiographie ont été nettement exposées dans la thèse de Barjon.

Les caractéristiques radiographiques sont, dans cette affection, très nettes et très manifestes, elles consistent :

1° Dans une exagération de volume des épiphyses qui sont boursouflées, hypertrophiées et graisseuses, si bien que les cavités de réception devenant insuffisantes pour les têtes, ilen résulte une déformation d'origine musculaire secondaire ;

2° Dans une période que M. Barjon appelle myélopathique, les têtes osseuses se résorbent et l'on a

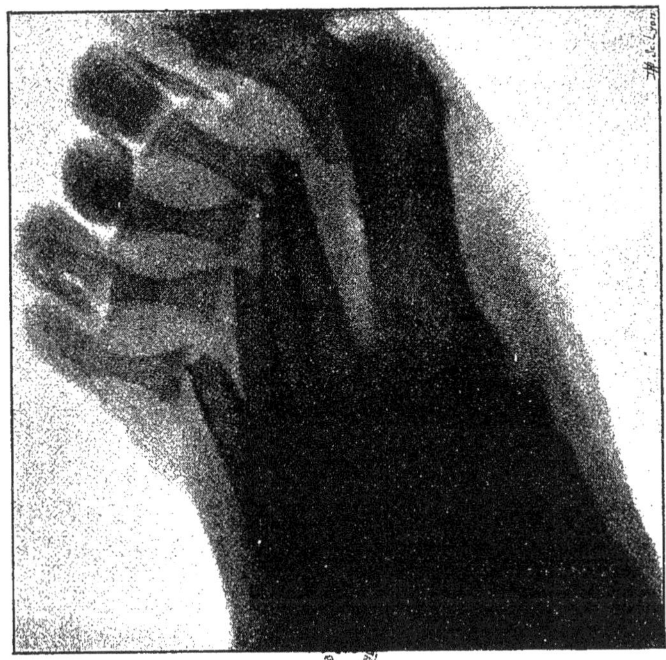

Planche X. — Rhumatisme déformant : période myolopathique de Barjon.

des troubles comparables à ceux de l'ataxie. Il est bon de remarquer parmi les clichés fournis par M. Barjon, la planche VIII, où l'on observe des productions périostiques secondaires, tout à fait comparables à ce que l'on observe dans le mal perforant plantaire.

Les planches XIII et XIV démontrent également les rapprochements que l'on peut faire entre le tabes et le rhumatisme déformant. C'est là un point très intéressant sur lequel M. Barjon n'a pas suffisamment appelé l'attention. (Voir Planches X et VII de notre ouvrage).

Nous ne retiendrons que ce fait, c'est que, dans la majorité des cas, l'os est hypertrophié et qu'il est facile, dès lors, avec ce signe, de distinguer le rhumatisme déformant de la goutte, des œdèmes, de la sclérodermie, de la tuberculose où les lésions sont, au contraire, atrophiques.

La planche XIII de M. Barjon n'est pas pathognomonique du rhumatisme déformant. La résorption des têtes osseuses, des métatarsiens n'est pas comparable à ce que l'on observe dans la planche XIV. En effet, dans l'ataxie, non seulement les têtes des métatarsiens ont, la plupart du temps disparu, mais encore le squelette des orteils est résorbé totalement ou à peu près tandis que dans le rhumatisme chronique le squelette des orteils est complètement normal. Il y a plus, la disparition des têtes des métatarsiens n'implique pas fatalement ni l'ataxie, ni le rhumatisme déformant, il faut quelque chose de plus et si la figure 14 implique bien une maladie de la moelle, en revanche, la seule disparition des têtes des métatarsiens du cliché XIII peut se trouver dans toute autre affection. C'est ainsi que, dans un cas de pieds plats valgus douloureux enkylosé où les versions étaient totales et où le malade marchait sur la tête de l'astragale luxée en bas et en dedans, les têtes des métatarsiens n'existaient plus. A l'autopsie, on ne trouvait pas de lésion nerveuse. Il s'agissait d'un malade de vingt-six ans, mendiant, utilisant son infirmité et s'en faisant des rentes.

Il faut donc faire des réserves sur cette phase myélopathique. La désintégration du tissu osseux limitée à certaines extrémités n'est pas fatalement sous la dépendance d'une lésion médullaire.

F. — Ostéotrophies dans diverses affections et pouvant simuler les lésions du rhumatisme déformant.

1° GOUTTE (Planche XI)

Dans la goutte, la caractéristique est la clarté des tumeurs tophacées transparentes aux rayons X.

Lorsque le processus goutteux aborde l'os, il le fait de deux façons. Les concrétions occupent les bords des phalanges et celles-ci présentent des coups d'ongle clairs, des encoches répondant aux tophus ou bien il existe de l'infiltration et l'on voit alors dans le centre de l'os, des géodes, cavités plus ou moins arrondies et claires qui rendent l'os pommelé, nettement reconnaissable et différencié.

2° TUBERCULOSE

Il existe une forme de tuberculose simulant le rhu-

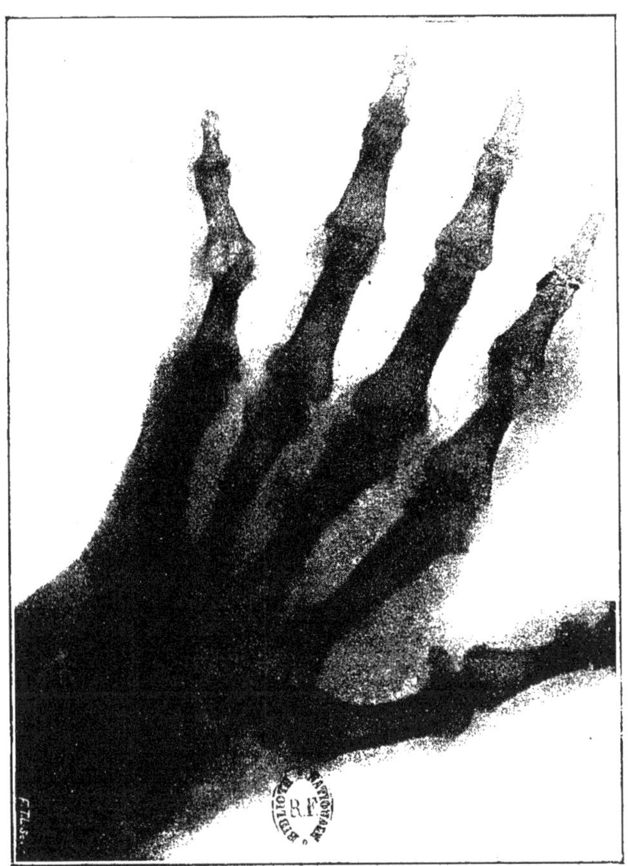

Planche XI. — Goutte.

matisme déformant, sur laquelle M. le professeur Poncet et MM. Destot et Bérard ont appelé l'attention et qui est caractérisée par une altération des épiphyses osseuses, qui, ramollies, s'emboîtent réciproquement, présentant par place des érosions qui altèrent la sphéricité de la tête.

Dans ce cas, le gonflement est périarticulaire et les os sont plutôt diminués de volume qu'augmentés.

Dans les autres formes de la tuberculose le diagnostic est facile, en ce sens qu'il existe des aires ramollies qui viennent en blanc ou en gris sur la radiographie en même temps qu'il existe une raréfaction de la tabéculation.

3° SYPHILIS

Dans la syphilis, les lésions constatées sont surtout l'éburnation de l'os qui paraît dense au point de rendre presque invisible la trabéculation.

Il serait facile de multiplier ici les autres données de la radiographie soit dans les tumeurs des os (il suffit pour cela de se reporter au rapport de MM. Pollosson et Bérard au Congrès de chirurgie de 1899), soit dans l'ostéomalacie, soit dans le rachitisme, mais nous ne voulons pas insister sur ces points ; par contre, il est intéressant de voir ce que donne la radiographie dans des lésions vasculaires.

F. — Ostéotrophies dans des lésions vasculaires.

OBSERVATION I

Troubles de la circulation artérielle. (Planche XII)

Une observation de M. le Dr Mouisset montre ce que l'on trouve dans l'artérite oblitérante. Voici le fait :

Il s'agissait d'une femme de trente-cinq ans, qui, à la suite d'une embolie, présenta des troubles du côté du pied droit : momification, aspect cadavérique, perte absolue des battements de la tibiale et de la pédieuse.

Au bout de trois mois, les douleurs, s'atténuèrent et la circulation collatérale se rétablit.

La comparaison des deux pieds, sain et malade, démontra que les os avaient bien perdu leur densité, mais la trabéculation restait nette et l'architecture osseuse n'avait pas été troublée. A peine remarquait-on un élargissement des mailles osseuses.

OBSERVATION II

Troubles de la circulation veineuse.

α. Dans un cas, dont l'observation appartient à M. le professeur Bard, la circulation veineuse du membre supérieur gauche était complètement ralentie. On voyait sous l'œdème que les os étaient raréfiés, leurs

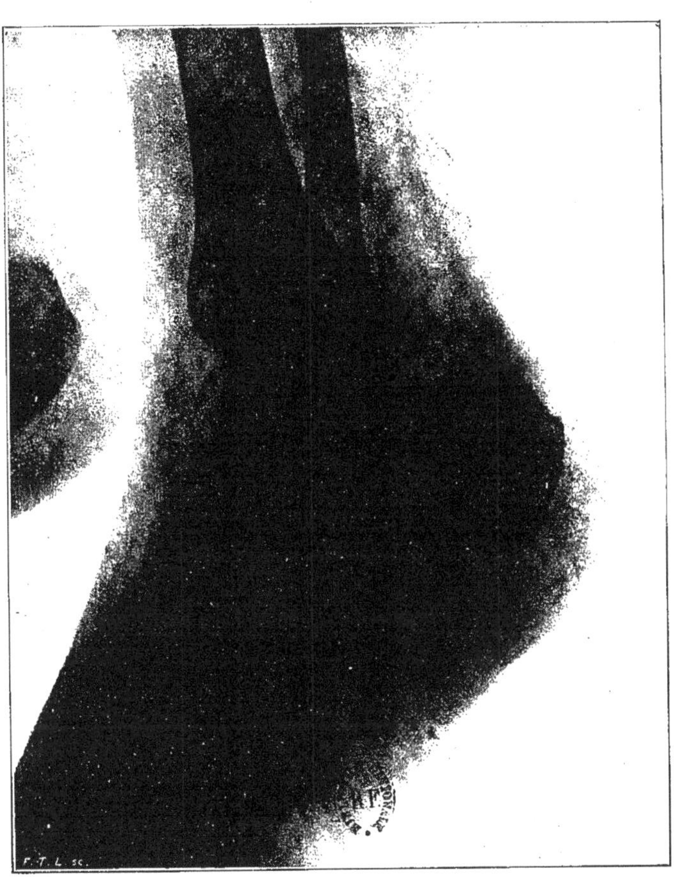

PLANCHE XII. — Troubles de circulation artérielle.

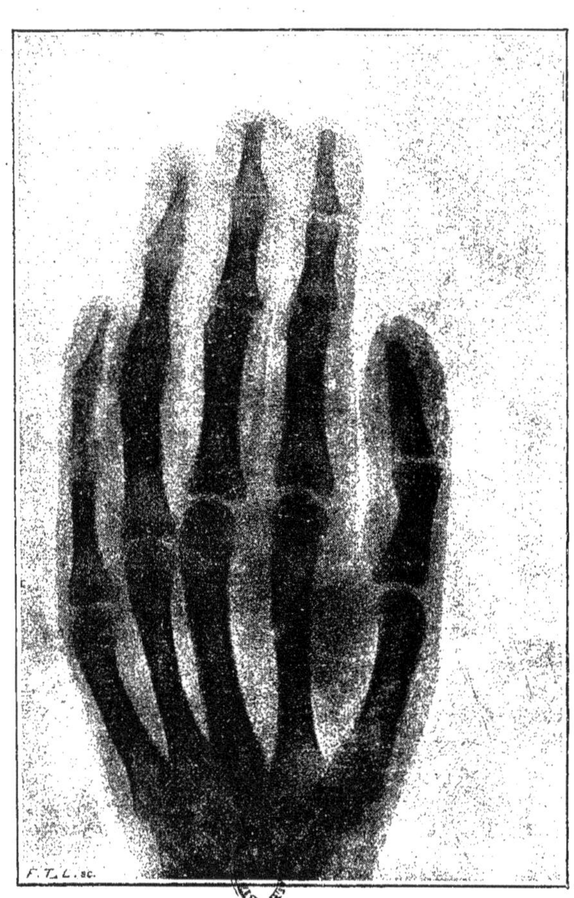

Planche XIII. — Troubles de circulation veineuse.

mailles élargies, le squelette moins dense, mais sans aucune espèce d'altération spécifique.

Dans des phlébites du membre inférieur, on a pu voir la même altération osseuse ; dans ces cas, la forme générale de l'os n'est plus modifiée, il n'y a ni atrophie, ni hypertrophie en longueur, ni en largeur, mais seulement une diminution de la densité de l'os, qui est beaucoup plus facilement traversé, en même temps que les mailles osseuses s'élargissent.

Dans l'artérite sénile, ce processus atrophiant peut arriver à un degré, tel que les mailles finissent par s'user et se rompre. L'architecture générale est alors modifiée et la striation osseuse paraît entrecoupée.

OBSERVATION III (Planche XIII)

β. Dans la maladie bleue, où la gêne circulatoire est considérable, nous avons pu recueillir une observation, dont le cliché ci-joint montrera toute l'importance.

Il s'agissait d'une fillette de douze ans, entrée dans le service de M. le Dr Weil, à l'hôpital de la Charité.

Cette jeune fille présentait une maladie bleue typique.

Au point de vue radiographique, ses mains sont remarquables, les phalangettes sont considérablement augmentées de volume.

Les ongles sont hyprocratiques et l'on voit sur les bords du doigt se dessiner les vaisseaux veineux ; au poignet, il semble que l'extrémité inférieur du radius ait augmenté de volume.

La radiographie démontre que s'il y a réellement de

l'allongement des os, en revanche, il n'existe pas d'hypertrophie vraie et que le gonflement siège surtout dans les parties molles. La trabéculation osseuse est élargie, le squelette a diminué de densité, mais le cylindre de la phalangette ne dépasse pas les limites normales.

En résumé, dans les affections vasculaires, il n'y a jamais d'hypertrophie, l'atrophie est le processus courant accompagnée ou non, suivant l'âge du sujet, de troubles dans l'accroissement en longueur.

Dans la collection du Dr Destot, il serait facile de trouver des cas dans lesquels, les troubles vasculaires sont portés à l'extrême, nous voulons parler des anévrysmes cirsoïdes, dans lesquels il existe quelquefois des phlébolites isolés, mais il n'y a pas, du côté du squelette, autre chose que de la raréfaction et souvent de la diminution de longueur et de volume.

G. **Lésions osseuses d'origine traumatique.**

Enfin M. Destot *(la Radiographie*, 10, IV, 99) a étudié sous le nom d'ostéopathie traumatique une variété singulière d'atrophie osseuse dans laquelle le squelette perd à la fois sa trabéculation et ses mailles et se liquéfie pour ainsi dire à la suite d'un léger trauma.

Est-ce à dire que, dans cette revue rapide de caractères radiographiques donnés par différentes maladies générales ou nerveuses, nous n'ayons pas laissé d'omission, nous ne le pensons pas et nous avons pu voir un cas dans lequel, sans cause connue ou du moins appréciable, à la suite de douleurs atroces ne relevant d'aucune étiologie, une jeune fille de dix-huit ans présentait au bout de six mois des altérations osseuses atrophiques, qu'il fut impossible de faire rentrer dans un cadre clinique et qui échappa à la sagacité et à la haute compétence de MM. les professeurs Ollier et Bondet.

CHAPITRE II

OBSERVATIONS CLINIQUES ANCIENNES

Les données radiographiques que nous venons d'exposer impliquent l'étude des troubles trophiques que l'on a déjà signalés du côté du système osseux dans les différentes maladies du système nerveux

Nous allons es rappeler ici brièvement en plaçant, ici, les données de la clinique et de l'autopsie.

Avezou, dans sa thèse (Paris, 1879, *De quelques phénomènes consécutifs aux contusions des troncs nerveux du bras)* cite un cas de contusion du plexus brachial consécutif à une luxation de l'épaule et ayant provoqué des troubles trophiques qui se résument ainsi : hypertrophie des ongles qui sont plus longs et incurvés et plus colorés, atrophie des phalanges qui sont noueuses au niveau des articulations. Les doigts sont en forme de coins.

Dans son observation II, nous voyons qu'une fracture compliquée des deux os de l'avant-bras intéressant le médian, le cubital et le radial, a produit : l'ulcération des doigts, l'altération des ongles, qui étaient courbés dans toutes les directions, comme soulevés par une production sous-jacente ; la matrice onguéale était ulcérée.

Dans son observation X, nous voyons qu'une coupure à l'annulaire gauche, au niveau de sa face palmaire latérale, a donné des doigts effilés, en forme de cierge.

Dans son observation XI, l'auteur cite un cas de Bouchut :

« Ecrasement du pouce droit à un an. Rhumatisme noueux infantile du même côté et atrophie du membre consécutif. »

Dans son observation XII, nous lisons qu'une coupure de la pulpe du petit doigt a donné un doigt effilé et moins volumineux que le doigt du côté opposé.

Les mêmes troubles sont produits par un panaris. Une brûlure a donné de l'hypertrophie des ongles et des troubles trophiques des doigts et de la main.

Ogle a vu un cas de section du médian provoquant la raréfaction de l'os.

Blum cite un cas analogue.

Paget *(Pathologie chirurgicale)* dans un cas de fracture de l'extrémité inférieure du radius intéressant le nerf médian a vu se produire un cal volumineux avec douleurs névralgiques et ulcérations de l'index et du médius.

Arnozan (thèse d'agrégation, Paris, 1880, *Lésions trophiques consécutives aux maladies du système nerveux)* résume les faits qui ont été constatés jusqu'à lui.

Il suit, dans son mémoire, le plan que Talamon, dans une savante revue en 1878, avait tracé. Voyons quels sont, à cette époque, les résultats de l'observation :

1° *Arrêt de développement* : L'arrêt de développement osseux aurait été constaté surtout dans les affections nerveuses de l'enfance.

« Les os restent une réduction des os normaux ». « Ollier ».

2° Le *ramollissement* se verrait dans l'ostéomalacie des aliénés. Les os, dans ce cas, se laissent couper au couteau et de leur section s'échappe un suc huileux ;

3° L'*atrophie* se trouverait dans l'ataxie locomotrice. L'auteur montre la prédisposition aux fractures spontanées avec guérison rapide et cal énorme. Il ne trouve pas d'*hypertrophie*, sauf dans deux cas (*Archives de Physiologie*, Charcot) où il y avait un épaississement considérable des épiphyses et où la tête d'un fémur était disparue ou remplacée, selon l'expression de Blum[1], par une masse de cire qui commence à fondre.

Dans le second cas, l'auteur signale de l'hypertrophie. Il s'agissait d'un ataxique qui s'était fait une fracture du cubitus; il y avait une hyperostose de la partie supérieure de cet os avec une jetée osseuse réunissant les deux os.

Il rappelle un cas signalé par Henrot (*Société médicale*, Reims, 1877) dont un malade avait présenté, pendant les dernières années de sa vie, une hypertrophie générale progressive portant sur les pieds, les mains, la mâchoire inférieure et à l'autopsie duquel on trouva une hypertrophie du grand sympathique.

Weir-Mitchel (*Transact. of College of Physic. of Philadelphia*) cite un cas de section du nerf amenant un allongement des doigts innervés par ce nerf.

Malgré ces faits qu'il signale, Arnozan n'insiste pas

[1] Blum *Arthropaties d'origine nerveuse*, thèse d'agrégation, Paris, 1889.

sur l'hypertrophie ; pour lui, ce point manque du contrôle de l'autopsie et il conclut ainsi en ces termes :

« Par quel mécanisme la lésion histologique aboutit-elle, ici, à des hyperostoses, là, à de l'atrophie ? c'est une question que des recherches ultérieures résoudront peut-être et que nous nous contentons d'indiquer. »

En 1876, M. le professeur Morat cite le cas d'une section du sciatique poplité interne par un éclat d'obus ayant produit un mal perforant des deux premiers orteils.

En 1882, dans la thèse de Mondan (Lyon), nous lisons cette remarque de Malgaigue (Anatomie chirurgicale) qu'une trépanation a donné de l'atrophie des os du crâne et la luxation de la hanche, celle du fémur.

Mondan expose un cas de Berguien (thèse de Paris, 1877). Il s'agit d'un jeune homme de dix-sept ans, ayant une ostéoarthrite du genou. On lui fait une résection puis une amputation, séance tenante, à la partie moyenne de la diaphyse. L'os était pliant sous le doigt, la couche compacte était rouge et avait l'épaisseur du parchemin, elle était entourée d'une couche de production osseuse d'origine périostique très vasculaire, le canal médullaire était agrandi et plein d'une substance lie de vin violacée et diffluente.

J.-K. Mitchell, ayant observé des arthropathies dans deux cas de mal de Pott, les assimila absolument à des inflammations rhumatismales et émit l'hypothèse que le rhumatisme était une maladie de la moelle.

Enfin en 1900 (1er février), un autre cas d'artropathie trophique par compression de la moelle, nous est présenté par Chipault (Société de neurologie). Il s'agit d'une arthropathie du genou consécutive à une fracture de la colonne vertébrale.

« Un homme de trente ans, à la suite d'une chute de voiture, se fait une fracture vertébrale. Un mois après l'accident, sans cause locale, le genou gauche surtout se met à gonfler et s'emplit de liquide. Par son évolution et les constatations radiographiques, cette arthropathie est, sans aucun doute, de nature trophique et se rapproche des arthropathies analogues constatées : à la suite de coups de couteaux de la moelle par Jeoffroy, à la suite d'une paralysie pottique grave par Vincent, à la suite de tumeurs des méninges rachidiennes par Chipault: arthropathie ou épanchement presque toujours sanguin constitue le fait essentiel et qui semble d'un pronostic assez bénin, soit à cause de la curabilité de la lésion médullaire, soit au contraire parce que le malade, immobilisé au lit, ne peut, contrairement à ce que font tous les ataxiques, traumatiser sans cesse son articulation malade. »

On voit, par l'exposé des anciens faits connus que les troubles trophiques osseux se rencontrent dans certaines maladies du système nerveux, soit central, soit périphérique et que certaines d'entre elles provoquent des dystrophies osseuses.

Parmi les maladies de la moelle, il faut citer les compressions traumatiques, inflammatoires ou néoplasiques portant sur le faisceau postérieur.

Parmi les maladies systématisées, la syringomyélie, le tabes semblent avoir un privilège marqué. Il ne faut pas tenir compte de la sclérose en plaques ni de la polyomyélite qui portent sur tout le système.

Parmi les lésions du système nerveux périphérique, en dehors des ostéotrophies d'origine articulaire ou traumatique, on pourra remarquer que les lésions qui s'accompagnent le plus souvent d'ostéotrophie sont :

1° Les compressions nerveuses ;

2° Les inflammations du nerf (mal perforant plantaire, névrite alcoolique ou diabétique) au contraire les sections nerveuses simples, les paralysies *a frigore*, en un mot, les lésions pour ainsi dire aseptiques du nerf sont rarement suivies de troubles trophiques caractérisés ; la forme de ces lésions est surtout la forme atrophique, on ne rencontre l'hypertrophie que dans certains cas :

Mal perforant plantaire ;

Certains cas de tabes ;

Certains cas d'irritation du nerf (obs. de Weir-Mitchell).

C'est de cet ensemble de faits que nous allons essayer de dégager la physiologie pathologique qui préside à la détermination de ces lésions, connues dans toute l'histoire du système nerveux.

L'observation clinique a toujours présidé et éclairé la physiologie, le contrôle de l'anatomie pathologique est venu secondairement donner une base matérielle, une explication logique et tangible des faits.

Nous allons donc joindre les faits physiologiques aux faits cliniques pour en tirer des conclusions au sujet de la trophicité osseuse telle que nous la concevons.

CHAPITRE III

FAITS EXPÉRIMENTAUX

Depuis que Valler, dans des expériences restées célèbres, a établi, d'une façon complète, le point de départ de l'arc nerveux, la systématisation des nerfs moteurs et sensitifs, centrifuges et centripètes, a été fixée d'une façon précise.

Après lui, différents physiologistes, marchant de concert avec les cliniciens et les pathologistes, sont parvenus à démontrer les différentes systématisations médullaires que l'on pouvait établir d'une façon rigoureuse.

A la suite de tâtonnements multiples, les méthodes nouvelles de coloration et d'examen ont permis à l'école anato-pathologique moderne (Golgi, Ramon y Cajal, van Gehonchten) de réunir, dans une vue d'ensemble, les voies et trajets de la conduction nerveuse en même temps que les différents modes de connexion qui existent dans l'arbre neural.

Ainsi se sont trouvées réunies et contrôlées, les données de l'expérience et celles de la clinique.

La conception moderne des neurones a permis de comprendre l'organisation parfaite du système nerveux.

Malgré toutes ces recherches, il y a encore bien des points obscurs et, parmi ceux-ci, la question qui nous intéresse spécialement n'a pas encore reçu d'explication définitive.

Si l'on envisage la constitution d'un nerf mixte, on voit qu'outre les fonctions motrices centrifuges aboutissant aux cornes antérieures de la moelle il existe des fonctions sensitives dont les qualités ne sont pas encore complètement déterminées. Ce faisceau sensitif n'a été exploré jusqu'à présent que d'une façon grossière en clinique.

On connaît la sensibilité au contact, à la piqûre, au froid et au chaud, à l'électricité, courants continu et faradique ; on admet même le sens musculaire ; les expériences de Delzenne démontrent une sensibilité vasculaire :

« On prend deux chiens A et B, on coupe totalement la cuisse de A, sauf le sciatique, on abouche la fémorale de B à la fémorale de A. Deux manomètres à mercure sont placés dans les carotides des deux chiens ; on électrise B, et les variations du mercure de la carotide de A suivent les variations de celle de B.

A côté de cette sensibilité vasculaire, le sens musculaire a donné lieu à de nombreuses discussions ; mais il semble que l'on doive admettre également que le jeu des antagonistes puissants, constamment en éveil, qui maintiennent l'équilibre si délicat des articulations, est guidé par un système nerveux qui permet de distribuer exactement l'énergie nécessaire au maintien de cet équilibre.

Il existe d'autres sensibilités. Le professeur d'Arsonval a démontré que lorsque les courants électriques de haute tension arrivent à une certaine fréquence, ils ne sont plus perçus et cependant, grâce à cet artifice, on peut, ainsi que nous l'avons expérimenté sur nous-même, faire passer dans l'organisme des courants qui, à basse fréquence, détruiraient certainement les éléments.

L'hypothèse de M. d'Arsonval consiste à admettre que, de même que nous ne percevons pas les ultra-violets et les infra-rouges, qui, néanmoins, impressionnent notre système nerveux, de même notre système sensitif général est orienté pour une certaine gamme de vibrations au-dessus et au-dessous de laquelle nous ne percevons rien.

Les expériences de Danielcorsky, les expériences de Destot, démontrent que les vibrations d'une bobine de Rhumkorf déterminent des troubles trophiques, attribués, à tort, aux rayons X et que ces troubles sont consécutifs à un ébranlement du système nerveux sensitif dont le point de départ a passé inaperçu.

Ces deux modes de vibrations, haute fréquence et générateurs de rayons X, ont ceci de remarquable, c'est que leur action porte surtout sur le système trophique.

Vulpian, Raymond, Onanoff, Offa de Würtzbourg, ont démontré que, sous l'influence d'une irritation sensitive dont le point de départ peut être l'os ou l'articulation, il se produisait, sans qu'on puisse spécifier le trajet centripète, une irritation des centres trophiques médullaires qui aboutissait à l'amyotrophie.

Ce point est absolument démontré, et pourtant,

l'examen des filets nerveux n'a pas permis de mettre en évidence une lésion névritique.

On est forcé d'admettre une action réflexe et de dire avec Charcot que « les cellules des cornes antérieures sont frappées d'inertie sous une influence irritative centripète, qu'elles sont dans un état de stupeur et répondent par une excitation différente de l'irritation normale sur la nutrition des muscles ».

En effet, si on vient à couper l'arc réflexe, le phénomène d'amyotrophie ne se produit plus.

Deroches cite sept expériences faites par Raymond, Onanoff et lui-même, sur des chiens et des lapins et ayant donné des résultats positifs.

Ces expérimentateurs déterminaient une arthrite double à leurs animaux et voyaient l'atrophie se produire seulement du côté où le nerf centripète n'avait pas été sectionné.

Raymond coupe les 1e, 2e, 3e, 4e, 5e et 6e paires lombaires d'un chien, il ne se produisait pas d'atrophie de la cuisse ou seulement une atrophie peu prononcée. Sur un autre animal, il faisait porter la section sur un seul côté, l'atrophie, dans ce cas, atteignait son développement normal du côté où il n'y avait pas de section.

Il sectionnait les cordons latéraux et obtenait alors une atrophie plus rapide, expliquant par ce fait la rapidité de l'atrophie consécutive par exemple à un cautère, une brûlure, chez les jeunes sujets dont les cordons latéraux ne sont pas encore développés. Il concluait que « l'atrophie est de nature réflexe, et dépend du retentissement de la lésion locale sur la moelle, qui devient le siège d'une altération purement dynamique ».

Depuis longtemps l'attention des observateurs a été appelée sur les troubles trophiques consécutifs aux arthrites.

Les expériences multiples faites sur ce point ont démontré aux chirurgiens que les amyotrophies en présence desquelles ils se trouvaient n'étaient pas sous la dépendance, ni de l'immobilisation dans les fractures, ni de leur mode de contention. Quoique les expériences de Broca aient démontré le rôle néfaste des appareils occlusifs complets, tous les expérimentateurs s'accordent à dire que les atrophies musculaires que l'on constate, soit dans les fractures, soit dans les arthrites, sont sous la dépendance du système nerveux.

Valtat (thèse de Paris, 1897, *Atrophies musculaires consécutives aux maladies des articulations*), dit :

« Dès le premier jour, on voit survenir une atrophie considérable ; elle ne saurait être rattachée ni à l'inertie, ni à l'inflammation des muscles, mais se produit par le même mécanisme que les phénomènes dits réflexes. »

A cette première considération, nous pouvons en ajouter une seconde : tous les médecins s'occupant de radiographie ont pu constater que les troubles trophiques ne portent pas seulement sur le système musculaire, mais que le système osseux subit des atteintes de même ordre.

L'arc réflexe passe par les racines postérieures. C'est là qu'il fallait chercher la voie centrifuge de trophicité et les expériences faites dans ce sens ont été absolument démonstratives.

Les expériences de MM. Morat, Doyon et Briau, la thèse de Bonne ont démontré l'existence, dans les racines postérieures, de fibres nerveuses centrifuges trophiques dont la section et la dégénération au bout de trois mois déterminaient dans la patte des animaux en expérience des ulcères rappelant le mal perforantplantaire.

Il semble donc, en apparence, qu'il y ait eu contradiction entre ce dernier fait et celui signalé plus haut, où la section de l'arc réflexe prévenait l'atrophie. Mais dans ce premier cas on a suspendu l'action trophique immédiate qui succède à l'irritation de centres; dans la seconde, au contraire, l'action physiologique a été suspendue d'une façon définitive. Si les animaux de Vulpian, d'Offa, de Raymond avaient été suivis, on aurait pu sans doute observer des effets comparables; mais nous ne retiendrons de ces deux catégories d'expériences que ce fait : qu'une irritation sensitive met en jeu la trophicité et que l'action se produit dans un système de fibres très définies : l'arc postérieur.

D'autres expériences physiologiques faites dans un autre but sont arrivées à des résultats qui permettent encore de serrer la question de plus près. Différents auteurs Küsmaul, Kassowitz, Nasse, Kapsammer ont cherché, en sectionnant d'une façon globale le nerf principal d'un membre inférieur, à savoir si la surface osseuse présentait des altérations dans sa constitution. Dans ce cas, la section du sciatique et l'examen des os du membre inférieur ont démontré que l'action physiologique était nulle et sans aucune espèce de valeur, car tantôt les os étaient plus denses, tantôt, au contraire, étaient moins denses.

Vulpian, à la suite de sections nerveuses, obtint tantôt de l'atrophie, tantôt de l'hypertrophie.

Schiff fait des sections du nerf dentaire inférieur et observe un accroissement considérable de la mâchoire et conclut que la paralysie des vaso-moteurs amenaient l'atrophie.

Ollier et Montegazza ont répété ces expériences et ne sont pas arrivés aux mêmes résultats.

Nous trouvons dans la thèse de Guichard (Bordeaux, 1881) des expériences destinées à montrer que cette action atrophiante réflexe était de nature vaso-motrice.

« Une main plongée dans l'eau tient un thermomètre, cette main est à une température o, l'autre main, ne changeant pas de milieu, c'est-à-dire restant à l'air, tient aussi un thermomètre. L'immersion de la première main fait baisser la température de la dernière. »

(Brown-Sequart à Tholozan, 1838).

Rouget coupe un nerf sciatique et observe une élévation de température du côté opposé lésé et un abaissement du côté sain.

Toutes ces expériences nous montrent ce que donne la section du nerf ; nous avons vu avec Raymond le résultat de la section des cordons latéraux.

Brown-Sequart, dans ses nombreuses hémisections de la moelle, nous montre des animaux, tombant sur le ventre, paralysés, et chez lesquels, rien autre que des lésions d'ordre nerveux, des troubles trophiques, ne peut expliquer la production des escharres fessiers ou sacrés qu'il constatait.

Nous ne trouvons aucune expérience destinée à

montrer les effets de la compression du nerf, la clinique seule nous montre les effets de ce genre de lésion.

Mais, expériences physiologiques d'une part, cliniques d'autre part, nous permettent de considérer les lésions du nerf à deux points de vue, suivant qu'il s'agit d'une simple section aseptique ou suivant qu'il s'agit d'une irritation, d'une inflammation du nerf. Dans le premier cas, la paralysie ne s'accompagne pas de troubles trophiques ; dans le second, compression nerveuse, névrites alcooliques ou tabétiques, mal perforant plantaire, l'irritation provoque des troubles trophiques très manifestes dont le Glossy-Skin est une des formes les plus typiques.

Nous avons vu que les auteurs admettent l'origine réflexe de cette action trophique du système nerveux.

Mais comment se produit-elle ? Est-ce par les vaso-moteurs et le grand sympathique, comme le pensaient Brown-Sequart et Tolozan ? ou existe-t-il des nerfs trophiques ? (Morat). Nous trouvons la réponse dans la thèse de Bonne :

« On ne peut pas voir en ces éléments des nerfs trophiques, au moins avec l'acception donnée autrefois à ce terme : les nerfs trophiques spéciaux n'existent pas ; les lésions trophiques sont, d'après les vues que M. le professeur Morat a exposées dans sa dernière communication à l'Académie de médecine, le résultat d'une cessation de conduction nerveuse, d'une paralysie fonctionnelle des éléments nerveux qui se rendent aux tissus soit pour en diriger les fonctions que nous connaissons (motricité, sécrétion), soit pour y recueillir les impressions nécessaires aux actes réflexes par lesquels est entretenue l'innervation de ces tissus, soit enfin pour y gouverner des fonctions plus intimes et qui échappent à l'analyse.

En résumé, il existe dans la moelle des centres d'où partent des fibres centrifuges qui, d'une façon non définie, tiendraient sous leur dépendance la trophicité et qui seraient indépendantes de la sensibilité, de la motricité et de la vaso-motricité.

Si l'on revient à la vieille hypothèse, on peut admettre qu'un nerf mixte contient des éléments moteurs sensitifs et sympathiques ; ces derniers seraient des nerfs trophiques en admettant toutefois que cette fonction soit sous la dépendance du bon fonctionnement des deux autres systèmes.

Sans vouloir entrer dans un débat, nous avons cherché à placer ici le résumé des données physiologiques, nous contentant de montrer, chemin faisant, combien de fonctions échappent encore à l'analyse.

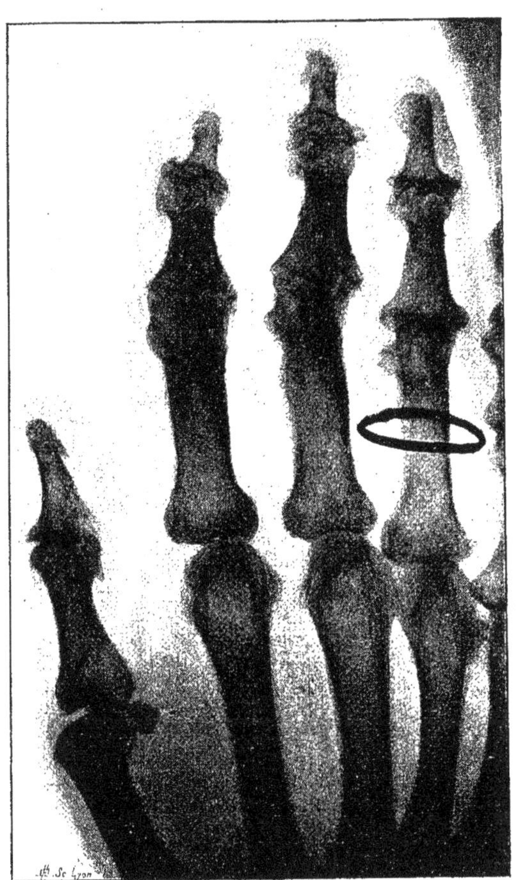

Planche XIV. — Nodosités d'Heberden.

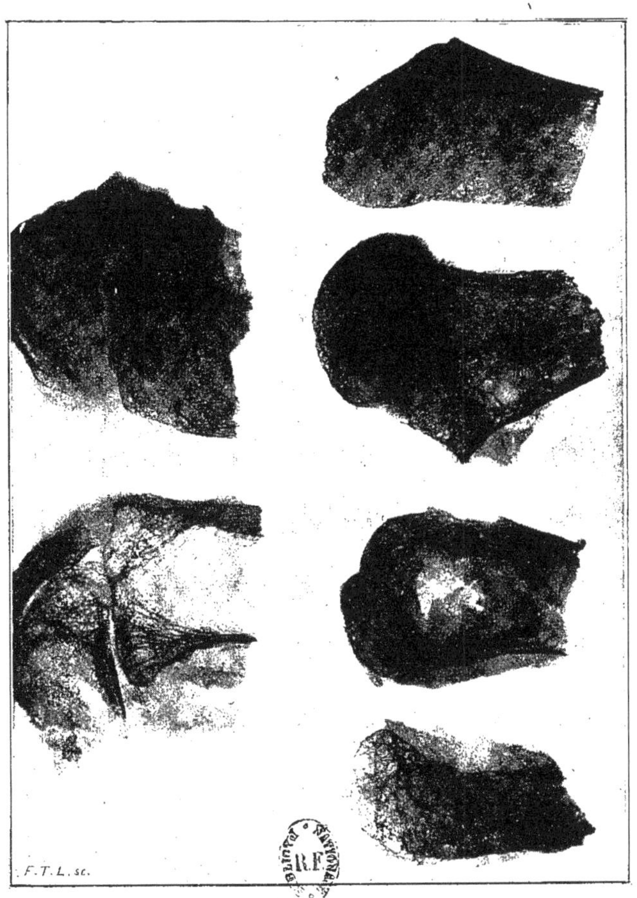

Planche XV. — Troubles trophiques dûs au rhumatisme déformant.

CONCLUSIONS

I. La clinique ancienne, les faits d'expérimentation et nos propres observations nous montrent, dans les ostéotrophies, deux processus différents : l'un dégénératif, l'autre hypertrophique. Mais tandis que le premier, l'atrophie, est un fait non pathognomonique d'une lésion nerveuse, le second, l'hyperthrophie se trouve dans des cas bien définis.

II. Il résulte de nos recherches que l'atrophie, fait banal, peut se rencontrer toutes les fois qu'il y a une lésion nerveuse, quel qu'en soit le siège, tandis que l'hypertrophie ne se voit que dans les cas où la lésion porte sur le système nerveux périphérique.

III. Aussi, lorsqu'un examen radiographique mettra sous nos yeux une ostéotrophie à processus hypertrophique, serons-nous autorisé à conclure à une lésion du système nerveux périphérique.

IV. Si donc, l'expérimentation, la physiologie pathologique montrent que le processus hypertrophique est fonction d'une irritation du neurone périphérique, peut-être aura-t-on trouvé, dans cet ensemble de faits, un argument en faveur d'une origine nerveuse périphérique du rhumatisme déformant dont la caractéristique est précisément une hypertrophie des têtes osseuses.

BIBLIOGRAPHIE

ARNOZAN, Troubles trophiques consécutifs aux maladies du système nerveux (th. d'agrégation, Paris, 1880).

AVEZOU, (th. de Paris, 1879), De quelques phénomènes consécutifs aux contusions des troncs nerveux et du bras.

BARJON, La radiographie appliquée à l'étude des artropathies déformantes. Le syndrome rhumatismal chronique déformant (th. de Lyon, 1897).

BONNE, Recherches sur les éléments centrifuges des racines postérieures (th. de Lyon, 1897).

BLUM, Artropathies d'origines nerveuses (th. d'agrégation, Paris, 1875).

BONNEFIN, De l'atrophie musculaire consécutive aux névralgies (th. de Paris, 1860).

BROWN-SÉQUARD, Journal physique de l'homme et des animaux, 1858, t. II.

CHIPAULT, Archives de neurologie, 1900.

DEROCHE, Étude clinique et expérimentale sur les atrophies réflexes d'origine articulaire (th. de Paris, 1890).

GASNE et LONDE, Application de la radiographie à l'étude d'un cas de myxœdème (Revue des sciences, 1900).

GILBERT, GARNIER et POUPINEL, Étude radiographique dans l'acromégalie (Prov. méd., 1898).

GUICHARD, Atrophies réflexes (th. de Bordeaux, 1881).

JOUFFROY (th. de Paris, 1882).

LAGRANGE, De la sclérodermie avec arthropathie et atrophie osseuses (th. de Paris, 1876).

Mondan (th. de Lyon, 1882).

Morat, Troubles trophiques consécutifs à la section des racines postérieures (Académie des sciences, séance du 24 mai 1897).

Mougeot, Des troubles de la nutrition consécutifs aux affections des nerfs (th. de Paris, 1867).

Raymond, Recherches expérimentales sur la pathogénie des atrophies musculaires consécutives aux arthrites traumatiques (Revue de médecine, 1890).

Talamon, Lésions osseuses et articulaires liées aux maladies du système nerveux (Revue mensuelle, 1878).

Valtat, De l'atrophie musculaire consécutive aux maladies des articulations (th. de Paris, 1877).

TABLE

Lyon. — Imp. A. Rey, 4, rue Gentil. — 24093.

www.ingramcontent.com/pod-product-compliance
Ingram Content Group UK Ltd.
Pitfield, Milton Keynes, MK11 3LW, UK
UKHW022113170726
13837UKWH00003B/1189

9 782019 942649